Les 3 raisons qui vous empêchent de dormir

Pour Comprendre et Retrouver enfin le Sommeil

Ava Beauregard

<u>Table des matières :</u>

Introduction

Imaginez une nuit paisible où vous vous endormez rapidement, sans agitations ni pensées tourbillonnantes. Vous sombrez dans un sommeil profond et réparateur, ne vous réveillant que le matin, frais et dispos, prêt à affronter une nouvelle journée. Vous avez l'énergie, la clarté mentale et la vitalité dont vous avez besoin pour atteindre vos objectifs et profiter pleinement de la vie. Cela semble-t-il hors de portée pour vous en ce moment ?

Pour beaucoup d'entre nous, une telle nuit de sommeil semble être un rêve lointain. À la place, nous sommes aux prises avec l'insomnie, cette compagne indésirable qui nous empêche de fermer l'œil, nuit après nuit. Les raisons peuvent être nombreuses et variées, mais elles partagent souvent un point commun : l'incapacité à trouver le sommeil. Peut-être que vous avez essayé diverses stratégies, des somnifères aux remèdes naturels, en passant par les méditations de relaxation, sans obtenir de résultats durables.

Cependant, il y a de l'espoir. Ce livre est conçu pour vous guider dans la compréhension des raisons qui vous empêchent de dormir, quelles qu'elles soient, et pour vous offrir des solutions pratiques pour retrouver enfin le sommeil que vous méritez. Nous explorerons les multiples facettes de l'insomnie, de ses causes physiques à ses racines émotionnelles, et nous vous fournirons des outils et des stratégies pour restaurer un sommeil réparateur dans votre vie.

Le sommeil est l'un des piliers fondamentaux de la santé et du bien-être. Il influence non seulement notre énergie et notre humeur, mais aussi notre santé physique, mentale et émotionnelle. C'est pourquoi il est essentiel de comprendre les raisons de nos troubles du sommeil et de prendre des mesures pour les résoudre.

Nous sommes convaincus que, avec les connaissances appropriées et un engagement envers de nouvelles habitudes de sommeil, vous pouvez améliorer considérablement la qualité de votre repos nocturne. Alors, préparez-vous à un voyage vers un sommeil plus paisible et une vie plus équilibrée. Dans les pages qui suivent, nous démystifierons l'insomnie, explorerons les moyens de la surmonter et vous aiderons à retrouver la voie du sommeil réparateur. Il est temps de tourner la page sur les nuits blanches et de découvrir la douceur du sommeil.

Partie 1 : La Maladie et l'Insomnie

Dans cette première section, nous plongerons au cœur de l'impact que les maladies peuvent avoir sur notre sommeil. Les nuits agitées, les heures de veille interminables, les réveils fréquents - autant de symptômes d'insomnie qui peuvent accompagner une maladie. Explorez avec nous la manière dont la santé physique et le sommeil sont étroitement liés, ainsi que les stratégies pour atténuer l'insomnie liée à la maladie et retrouver un sommeil plus serein.

1.1 Introduction à l'impact des maladies sur le sommeil

Le sommeil est une composante essentielle de notre bien-être, jouant un rôle crucial dans la récupération physique, mentale et émotionnelle. Cependant, il est souvent vulnérable à l'influence néfaste des maladies. Dans cette section, nous explorerons de manière approfondie l'impact que les affections médicales peuvent avoir sur notre sommeil.

Imaginez une nuit où vous luttez pour trouver une position confortable en raison de la douleur corporelle, ou lorsque la toux persistante vous maintient éveillé jusqu'à l'aube. Ces scénarios sont bien trop familiers pour ceux qui font face à des maladies, aiguës ou chroniques, qui ont le pouvoir de perturber notre sommeil de manière significative.

Lorsque notre corps est en proie à une maladie, il consacre une grande partie de son énergie à la guérison, ce qui peut se traduire par des symptômes qui interfèrent avec notre capacité à nous endormir et à rester endormis. La fièvre, la douleur, les troubles respiratoires et d'autres symptômes peuvent devenir des obstacles majeurs pour une nuit de sommeil paisible.

De plus, il est important de reconnaître que la maladie ne se limite pas uniquement aux maux physiques. Elle peut également avoir un impact psychologique significatif, générant du stress, de l'anxiété et de la dépression, qui à leur tour, exacerbent les problèmes de sommeil.

Au fil de cette section, nous explorerons en profondeur les mécanismes par lesquels la maladie affecte le sommeil. Nous discuterons également des différentes maladies courantes et de la manière dont elles interagissent avec notre cycle de sommeil naturel. En comprenant ces mécanismes, vous serez mieux préparé à identifier et à atténuer les perturbations du sommeil liées à la maladie, tout en travaillant vers une nuit de sommeil plus reposante et réparatrice.

1.2 Les maladies courantes qui perturbent le sommeil (par exemple, douleur, fièvre, troubles respiratoires)

Cette section examine en détail trois maladies courantes qui peuvent considérablement perturber notre sommeil.

La Douleur : Lorsqu'une douleur survient, qu'elle soit due à une blessure, une maladie chronique ou un autre facteur, elle peut rendre le sommeil difficile. La douleur peut vous empêcher de trouver une position confortable pour dormir, provoquer des réveils fréquents pendant la nuit et laisser votre corps tendu et anxieux. Cela compromet non seulement la quantité de sommeil que vous obtenez, mais aussi sa qualité. Pour mieux comprendre comment la douleur perturbe le sommeil, il est important de savoir que notre corps consacre beaucoup d'énergie à la gestion de la douleur, ce qui peut entraîner une agitation pendant la nuit. De plus, certains médicaments contre la douleur peuvent également affecter le sommeil. Pour atténuer l'impact de la douleur sur le sommeil, il est essentiel de discuter avec un professionnel de la santé de la gestion de la douleur et des approches pour minimiser son effet sur votre sommeil.

La Fièvre : Lorsque la fièvre monte, que ce soit en réponse à une infection ou à une autre condition médicale, cela peut entraîner un inconfort généralisé. Les sueurs, les frissons et le sentiment de malaise qui l'accompagnent peuvent rendre difficile l'endormissement et la qualité du sommeil. La fièvre perturbe également notre thermorégulation, ce qui signifie que notre corps lutte pour maintenir une température corporelle stable pendant la nuit. Cela peut entraîner des réveils fréquents, car le corps tente de réguler sa température. Pour minimiser l'impact de la fièvre sur le sommeil, il est recommandé de suivre les conseils médicaux pour réduire la fièvre de manière appropriée et de maintenir une chambre à coucher à une température confortable.

Les Troubles Respiratoires : Certains troubles respiratoires, tels que l'apnée du sommeil, se caractérisent par des interruptions de la respiration pendant le sommeil. Ces interruptions, bien qu'invisibles, sont extrêmement perturbatrices pour le sommeil. Chaque épisode d'apnée peut réveiller partiellement ou complètement la personne affectée, perturbant ainsi son cycle de sommeil naturel. Les conséquences de ces interruptions sont une somnolence diurne excessive et un sommeil de mauvaise qualité. Pour améliorer la qualité du sommeil chez les personnes atteintes de troubles respiratoires, il est important de consulter un professionnel de la santé pour un diagnostic approprié et de discuter des options de traitement, telles que la thérapie par pression positive continue (CPAP) ou d'autres approches recommandées par un médecin spécialisé.

En comprenant comment ces maladies courantes affectent le sommeil et en adoptant des stratégies pour minimiser leur impact, il est possible d'améliorer la qualité de votre sommeil, même en période de maladie.

1.3 Conseils pour gérer l'insomnie liée à la maladie (consultation médicale, gestion de la douleur, etc.)

L'insomnie qui accompagne une maladie peut être particulièrement débilitante, mais il existe des stratégies efficaces pour mieux gérer cette situation. Voici quelques conseils pratiques pour faire face à l'insomnie liée à la maladie :

1. Consultation Médicale : Si vous souffrez d'une maladie qui perturbe votre sommeil, il est essentiel de consulter un professionnel de la santé. Un médecin peut évaluer votre condition médicale globale, identifier les facteurs spécifiques qui contribuent à votre insomnie et proposer un plan de traitement adapté. Parfois, une modification des médicaments ou un ajustement de votre traitement peut être nécessaire pour minimiser les perturbations du sommeil.

2. Gestion de la Douleur : Si la douleur est l'une des principales raisons de votre insomnie, discutez avec votre médecin de la gestion de la douleur. Des analgésiques appropriés peuvent vous soulager et améliorer votre sommeil. Il peut également être utile d'explorer des approches complémentaires telles que la physiothérapie, la thérapie cognitivo-comportementale de la douleur, la méditation et la relaxation pour mieux gérer la douleur et favoriser le sommeil.

3. Gestion du Stress : Les maladies peuvent engendrer un stress significatif, ce qui, à son tour, peut aggraver l'insomnie. Apprendre à gérer le stress est donc essentiel. La méditation, la respiration profonde, la relaxation musculaire progressive et la psychothérapie peuvent vous aider à faire face au stress émotionnel lié à votre maladie.

4. Création d'un Environnement de Sommeil Favorable : Assurez-vous que votre environnement de sommeil est propice au repos. Gardez la chambre sombre, silencieuse et à une température confortable. Évitez l'utilisation d'appareils électroniques avant le coucher, car la lumière bleue peut perturber le rythme circadien.

5. Routine de Sommeil Consistante : Essayez d'établir une routine de sommeil régulière, même pendant votre maladie. Allez vous coucher et réveillez-vous à la même heure chaque jour, même le week-end. Cela peut aider à réguler votre horloge biologique et à améliorer la qualité de votre sommeil.

6. Médicaments : Dans certains cas, un médecin peut prescrire des médicaments pour traiter l'insomnie liée à la maladie. Cependant, ceux-ci devraient être utilisés sous surveillance médicale et uniquement en dernier recours, car ils peuvent avoir des effets secondaires et des interactions avec d'autres médicaments.

En combinant ces conseils avec une communication ouverte avec votre équipe médicale, vous pouvez améliorer la gestion de l'insomnie liée à la maladie et augmenter vos chances de retrouver un sommeil plus paisible, même en période de maladie.

Partie 2 : Le Manque de Soins Accordés au Sommeil

Dans cette nouvelle section, nous explorerons l'impact déterminant de nos habitudes de sommeil sur la qualité de notre repos nocturne. Le manque d'attention portée à notre sommeil peut être une cause majeure d'insomnie, entraînant des nuits agitées et des journées épuisantes. Plongeons dans l'importance de l'hygiène du sommeil et découvrons comment établir des routines de sommeil saines peut faire toute la différence dans la recherche d'un sommeil réparateur.

2.1 Importance d'une hygiène du sommeil saine

L'hygiène du sommeil saine est un pilier fondamental de la qualité de notre sommeil. Elle englobe un ensemble de comportements et de pratiques qui contribuent à favoriser un sommeil réparateur et régulier. Comprendre l'importance de l'hygiène du sommeil est essentiel pour améliorer la qualité de notre repos nocturne.

L'une des clés de l'hygiène du sommeil est la régularité. Cela signifie avoir des heures de coucher et de réveil fixes, même les week-ends. Cette régularité aide à synchroniser notre horloge biologique interne, favorisant ainsi l'endormissement et la qualité du sommeil.

Un environnement de sommeil favorable est également essentiel. La chambre à coucher doit être sombre, silencieuse et à une température confortable. L'élimination des distractions, comme les appareils électroniques, contribue également à créer un environnement propice au sommeil.

La gestion de la consommation de caféine, d'alcool et d'autres stimulants est un autre aspect de l'hygiène du sommeil. Éviter ces substances avant le coucher aide à prévenir les perturbations du sommeil.

Enfin, la pratique de la relaxation et de la méditation avant le coucher peut aider à calmer l'esprit et à réduire le stress, favorisant ainsi un endormissement plus rapide.

Lorsque nous négligeons l'hygiène du sommeil, notre sommeil peut devenir irrégulier, fragmenté et de mauvaise qualité. Les conséquences peuvent inclure l'insomnie, la somnolence diurne et une baisse globale de la qualité de vie.

En comprenant et en intégrant ces principes d'hygiène du sommeil dans notre vie quotidienne, nous pouvons grandement améliorer la qualité de notre sommeil et prévenir les troubles du sommeil. L'hygiène du sommeil saine constitue ainsi une première étape essentielle vers des nuits plus paisibles et plus réparatrices.

2.2 Habitudes de sommeil malsaines et leurs conséquences

Nos habitudes de sommeil jouent un rôle déterminant dans la qualité de notre repos nocturne, et les habitudes malsaines peuvent avoir des conséquences profondes sur notre bien-être. Dans cette section, nous explorerons certaines des habitudes de sommeil les plus courantes qui nuisent à la qualité de notre repos et les conséquences qu'elles peuvent avoir sur notre santé physique et mentale.

L'Insomnie de l'Écran : Une habitude de plus en plus répandue consiste à consulter des écrans, tels que des smartphones et des tablettes, avant de se coucher. La lumière bleue émise par ces appareils peut perturber la production de mélatonine, une hormone nécessaire pour l'endormissement. Cette habitude peut donc entraîner des difficultés à s'endormir, des réveils nocturnes et une diminution de la qualité du sommeil.

Les Horaires de Sommeil Incohérents : Des horaires de sommeil incohérents, tels que des heures de coucher et de réveil variables d'un jour à l'autre, peuvent perturber notre horloge biologique interne. Cela peut entraîner des difficultés d'endormissement, des réveils nocturnes et une somnolence diurne excessive.

La Consommation Excessive de Caféine et d'Alcool : La consommation de caféine et d'alcool, en particulier le soir, peut perturber le sommeil. La caféine est un stimulant qui peut rendre difficile l'endormissement, tandis que l'alcool peut provoquer des réveils nocturnes et une réduction de la qualité du sommeil paradoxal.

Le Sommeil Fragmenté : Des habitudes de sommeil fragmenté, telles que le fait de se réveiller fréquemment la nuit pour vérifier son téléphone ou regarder l'heure, peuvent interrompre les cycles de sommeil naturels. Cela peut entraîner une somnolence diurne, une irritabilité et une diminution de la concentration.

Le Manque d'Exercice : Une sédentarité excessive peut affecter négativement la qualité du sommeil.

L'exercice régulier, en revanche, peut favoriser un sommeil plus profond et réparateur.

Les conséquences de ces habitudes de sommeil malsaines peuvent aller au-delà de la simple fatigue. Elles peuvent contribuer au développement de troubles du sommeil, tels que l'insomnie, la somnolence diurne excessive, l'anxiété et la dépression. Elles peuvent également avoir un impact sur la santé physique, augmentant le risque de problèmes cardiovasculaires, de diabète et d'autres conditions médicales.

En comprenant ces habitudes de sommeil malsaines et en travaillant à les corriger, il est possible d'améliorer considérablement la qualité du sommeil et de prévenir les conséquences néfastes sur la santé. Cette section fournira des conseils pour identifier et changer ces habitudes, vous aidant ainsi à retrouver un sommeil plus sain et plus réparateur.

2.3 Développement d'une routine de sommeil efficace

Le développement d'une routine de sommeil efficace est essentiel pour favoriser un repos nocturne de qualité. Dans cette section, nous explorerons les étapes clés pour établir une routine de sommeil cohérente et bénéfique pour votre bien-être global.

Définir des Heures de Coucher et de Réveil Régulières : L'une des pierres angulaires d'une routine de sommeil efficace est d'établir des heures de coucher et de réveil régulières. Essayez de vous coucher et de vous réveiller à la même heure tous les jours, même le week-end. Cette régularité aide à réguler votre horloge biologique interne, favorisant un endormissement plus rapide et une meilleure qualité de sommeil.

Créer un Environnement de Sommeil Propice : Votre environnement de sommeil joue un rôle crucial. Assurez-vous que votre chambre est sombre, silencieuse et à une température confortable. Éliminez les distractions, comme les appareils électroniques, qui peuvent perturber le sommeil.

Éviter les Stimulants en Soirée : Limitez la consommation de caféine et d'alcool en soirée, car ces substances peuvent perturber le sommeil. Évitez également les repas lourds et épicés juste avant le coucher.

Pratiquer la Relaxation : Intégrez des techniques de relaxation dans votre routine de sommeil. La méditation, la respiration profonde, ou même la lecture d'un livre apaisant peuvent aider à calmer l'esprit avant de se coucher.

Établir une Routine Relaxante Avant le Coucher : Créez une routine relaxante avant le coucher pour signaler à votre corps qu'il est temps de se préparer au sommeil. Cela peut inclure des activités telles que prendre un bain chaud, écouter de la musique douce ou méditer.

Éviter les Écrans Avant le Coucher : Évitez les écrans d'ordinateur, de téléphone et de télévision au moins une heure avant de vous coucher. La lumière bleue émise par ces appareils peut perturber la production de mélatonine, l'hormone du sommeil.

L'établissement d'une routine de sommeil efficace peut prendre du temps, mais les avantages pour votre qualité de sommeil et votre bien-être général en valent la peine. En adoptant ces étapes, vous pouvez favoriser un sommeil plus profond et plus réparateur, ce qui vous permettra de vous réveiller chaque matin revitalisé et prêt à affronter la journée qui vous attend.

2.4 Conseils pour améliorer l'hygiène du sommeil (limitation de la caféine, relaxation, etc.)

Pour favoriser un sommeil de qualité, il est essentiel d'adopter une hygiène du sommeil saine. Cette section propose des conseils pratiques pour améliorer votre hygiène du sommeil, ce qui peut vous aider à mieux dormir et à prévenir les troubles du sommeil.

1. Limitez la Consommation de Caféine : La caféine est un stimulant qui peut rendre difficile l'endormissement. Évitez de consommer des boissons caféinées, comme le café et le thé, au moins six heures avant le coucher pour minimiser son impact sur votre sommeil.

2. Évitez l'Alcool en Soirée : L'alcool peut perturber le sommeil en provoquant des réveils nocturnes. Évitez de consommer de l'alcool quelques heures avant de vous coucher.

3. Créez une Routine Relaxante : Développez une routine relaxante avant le coucher pour préparer votre esprit et votre corps au sommeil. Cela peut inclure la méditation, la respiration profonde, la lecture d'un livre apaisant ou une tisane relaxante.

4. Évitez les Écrans Avant le Coucher : La lumière bleue émise par les écrans d'ordinateur, de téléphone et de télévision peut perturber la production de mélatonine, l'hormone du sommeil. Évitez les écrans au moins une heure avant de vous coucher.

5. Créez un Environnement de Sommeil Confortable : Assurez-vous que votre chambre est sombre, silencieuse et à une température confortable. Utilisez des rideaux occultants, des bouchons d'oreilles ou un masque pour les yeux si nécessaire.

6. Établissez une Routine de Coucher Régulière : Essayez de vous coucher et de vous réveiller à la même heure tous les jours, même le week-end. Cette régularité aide à réguler votre horloge biologique interne.

7. Soyez Actif Pendant la Journée : L'exercice régulier peut favoriser un sommeil de meilleure qualité. Cependant, évitez de faire de l'exercice intense juste avant le coucher, car cela peut avoir l'effet inverse.

8. Gérez le Stress : Le stress et l'anxiété peuvent perturber le sommeil. Apprenez des techniques de gestion du stress, telles que la méditation ou la relaxation musculaire progressive.

L'amélioration de votre hygiène du sommeil peut prendre du temps, mais en adoptant progressivement ces conseils, vous pouvez créer un environnement propice au sommeil et développer des habitudes qui favorisent un sommeil de meilleure qualité. Vous vous réveillerez ainsi plus reposé et plus alerte, prêt à aborder chaque journée avec énergie et vitalité.

Partie 3 : Le Bien-Être Émotionnel et Mental

Bienvenue dans la troisième partie de notre exploration sur le sommeil, où nous nous pencherons sur l'importance cruciale du bien-être émotionnel et mental en relation avec le sommeil. Cette section se concentrera sur la manière dont nos émotions, notre état mental et nos habitudes mentales peuvent influencer la qualité de notre sommeil. Découvrons comment cultiver un équilibre émotionnel et mental peut améliorer considérablement notre expérience du sommeil.

3.1 Lien entre les émotions et le sommeil

Le lien entre nos émotions et la qualité de notre sommeil est profondément intriqué. Nos états émotionnels peuvent avoir un impact significatif sur notre capacité à nous endormir, à rester endormis et à profiter d'un sommeil réparateur. Comprendre cette connexion est essentiel pour favoriser un sommeil de meilleure qualité et améliorer notre bien-être global.

Le Stress et l'Anxiété : Le stress et l'anxiété sont parmi les émotions les plus puissantes qui peuvent perturber le sommeil. Lorsque nous sommes stressés ou anxieux, notre esprit peut être envahi par des pensées incessantes, nous empêchant de nous détendre et de nous endormir. De plus, le stress chronique peut augmenter la production de cortisol, une hormone du stress, qui peut perturber notre cycle de sommeil naturel.

La Tristesse et la Dépression : La tristesse et la dépression peuvent également avoir un impact négatif sur le sommeil. Les personnes déprimées ont souvent du mal à s'endormir et sont plus susceptibles de se réveiller tôt le matin. Le sommeil peut devenir un refuge où les émotions négatives sont exacerbées, créant un cercle vicieux entre la dépression et l'insomnie.

La Colère et l'Irritabilité : La colère et l'irritabilité peuvent rendre difficile la relaxation nécessaire pour s'endormir. Les émotions fortes comme la colère peuvent provoquer une élévation de la tension artérielle et du rythme cardiaque, ce qui est incompatibles avec l'endormissement paisible.

Le Bonheur et la Sérénité : D'un autre côté, les émotions positives comme le bonheur et la sérénité favorisent un sommeil de meilleure qualité. Lorsque nous nous sentons bien dans notre peau, il est plus facile de se détendre et de s'endormir paisiblement.

La clé pour améliorer le sommeil en lien avec nos émotions réside dans la gestion efficace de celles-ci. Des stratégies telles que la méditation, la thérapie cognitivo-comportementale, la relaxation musculaire progressive et l'exercice physique régulier peuvent contribuer à réduire le stress, l'anxiété et d'autres émotions négatives qui perturbent le sommeil. Il est également important de consulter un professionnel de la santé mentale si vous éprouvez des émotions difficiles ou persistantes qui nuisent à votre sommeil.

En comprenant le lien profond entre nos émotions et notre sommeil, nous pouvons prendre des mesures pour cultiver un état mental plus positif et équilibré, favorisant ainsi un sommeil de meilleure qualité et un bien-être émotionnel renforcé.

3.2 Le stress, l'anxiété et la dépression en tant que facteurs d'insomnie

Le stress, l'anxiété et la dépression sont des facteurs majeurs qui contribuent à l'insomnie, perturbant ainsi la qualité de notre sommeil de manière significative. Comprendre comment ces états émotionnels interagissent avec le sommeil est essentiel pour mieux gérer ces problèmes et retrouver un sommeil réparateur.

Le Stress : Le stress est une réponse naturelle du corps à des défis et des pressions. Cependant, un stress excessif et persistant peut déclencher des insomnies occasionnelles ou chroniques. Lorsque nous sommes stressés, notre esprit peut être envahi par des pensées incessantes, ce qui rend difficile la relaxation nécessaire à l'endormissement. De plus, le stress chronique peut perturber la production de mélatonine, une hormone du sommeil, compromettant ainsi notre capacité à nous endormir naturellement.

L'Anxiété : L'anxiété est une émotion intense liée à l'inquiétude et à la peur face à l'avenir. Les personnes souffrant d'anxiété ont souvent du mal à éteindre leur esprit, ce qui rend l'endormissement difficile. L'anxiété peut également provoquer des réveils nocturnes fréquents, entraînant une nuit agitée et un sommeil de mauvaise qualité.

La Dépression : La dépression est souvent associée à des problèmes de sommeil. Les personnes déprimées peuvent éprouver une fatigue constante mais avoir du mal à s'endormir ou à rester endormies. Les pensées négatives et les émotions associées à la dépression peuvent interférer avec la capacité à s'engager dans des routines de sommeil saines.

Pour faire face à ces émotions et à leurs effets sur le sommeil, il est essentiel de chercher de l'aide et de mettre en place des stratégies de gestion du stress, de l'anxiété et de la dépression. La thérapie cognitivo-comportementale (TCC), la méditation, la relaxation, l'exercice régulier et une alimentation équilibrée sont autant d'approches qui peuvent aider à améliorer la qualité du sommeil en réduisant ces facteurs émotionnels perturbateurs.

La prise de conscience du rôle du stress, de l'anxiété et de la dépression dans l'insomnie est une première étape cruciale pour retrouver un sommeil réparateur. En abordant ces problèmes de manière proactive, il est possible d'améliorer significativement la qualité de notre sommeil et de promouvoir un bien-être émotionnel et mental durable.

3.3 Approches pour gérer le bien-être émotionnel et améliorer le sommeil (méditation, thérapie, etc.)

Gérer le bien-être émotionnel est essentiel pour améliorer la qualité de notre sommeil. Cette section explore diverses approches et techniques qui peuvent aider à cultiver un équilibre émotionnel et à favoriser un sommeil de meilleure qualité.

Méditation et Pleine Conscience : La méditation et la pleine conscience sont des pratiques qui permettent de développer une attention focalisée sur le moment présent. Ces approches peuvent aider à réduire le stress, l'anxiété et à calmer un esprit agité. En méditant régulièrement, il est possible d'améliorer la qualité du sommeil en favorisant un état mental apaisé.

Thérapie Cognitivo-Comportementale (TCC) : La TCC est une thérapie axée sur la résolution des problèmes qui peut être efficace pour traiter l'insomnie liée aux émotions. Elle vise à identifier et à changer les schémas de pensée négatifs qui contribuent à l'anxiété et à la dépression, ce qui peut avoir un impact positif sur le sommeil.

Exercice Physique : L'exercice régulier est un excellent moyen de gérer le bien-être émotionnel. Il libère des endorphines, des hormones du bien-être, qui peuvent réduire le stress et l'anxiété. Cependant, il est préférable d'éviter l'exercice intense peu de temps avant le coucher, car cela peut stimuler le corps plutôt que de le calmer.

Alimentation Équilibrée : Une alimentation équilibrée peut également influencer notre bien-être émotionnel. Éviter les excès de sucre et de caféine, ainsi que privilégier une alimentation riche en nutriments essentiels, peut contribuer à une stabilité émotionnelle accrue.

Consultation Professionnelle : Si les émotions négatives, telles que le stress, l'anxiété ou la dépression, ont un impact significatif sur votre sommeil, il peut être judicieux de consulter un professionnel de la santé mentale. Ils peuvent vous aider à identifier des problèmes sous-jacents et à développer des stratégies personnalisées pour améliorer votre bien-être émotionnel et votre sommeil.

L'adoption de ces approches dans votre vie quotidienne peut contribuer à gérer vos émotions de manière plus efficace, réduire les obstacles qui perturbent le sommeil et favoriser un repos nocturne de meilleure qualité. En développant un bien-être émotionnel plus solide, vous pouvez améliorer non seulement votre sommeil, mais aussi votre qualité de vie dans son ensemble.

Partie 4 : Stratégies Globales pour un Meilleur Sommeil

Entrez maintenant dans la quatrième partie de notre exploration du sommeil, où nous examinerons des stratégies globales pour favoriser un meilleur sommeil. Cette section se concentrera sur des approches holistiques qui englobent l'ensemble de notre mode de vie, de nos habitudes et de notre environnement. En comprenant comment des ajustements globaux peuvent améliorer notre sommeil, nous pourrons prendre des mesures concrètes pour retrouver des nuits de repos paisibles et réparatrices.

4.1 Synthèse des trois principales raisons de l'insomnie

Au fil de notre exploration, nous avons mis en lumière les trois principales raisons qui peuvent perturber le sommeil et conduire à l'insomnie. Ces raisons sont interconnectées et chacune joue un rôle significatif dans la qualité de notre repos nocturne. Voici une synthèse de ces trois principales causes :

1. La Maladie : Les affections médicales, qu'elles soient aiguës ou chroniques, peuvent être une source majeure d'insomnie. Les douleurs, la fièvre, les troubles respiratoires et d'autres symptômes liés à la maladie peuvent perturber le sommeil en rendant l'endormissement difficile et en provoquant des réveils nocturnes fréquents. Comprendre et gérer ces affections est essentiel pour améliorer la qualité du sommeil.

2. Le Manque de Soins Accordés au Sommeil : Ignorer l'hygiène du sommeil peut entraîner des nuits agitées. Des habitudes malsaines telles que la consultation d'écrans avant le coucher, des horaires de sommeil incohérents, la consommation excessive de caféine et d'autres stimulants, ainsi que le manque d'attention portée à l'environnement de sommeil, peuvent nuire à notre capacité à nous endormir et à rester endormis. Cultiver une hygiène du sommeil saine est essentiel pour améliorer la qualité du sommeil.

3. Le Bien-Être Émotionnel et Mental : Nos émotions, notre état mental et nos habitudes mentales jouent un rôle crucial dans la qualité de notre sommeil. Le stress, l'anxiété, la dépression et d'autres émotions négatives peuvent perturber le sommeil en rendant difficile l'endormissement et en provoquant des réveils nocturnes. Cultiver un équilibre émotionnel et gérer ces émotions est essentiel pour retrouver un sommeil réparateur.

En comprenant ces trois principales raisons de l'insomnie et en adoptant des approches pour les gérer, nous pouvons travailler à améliorer la qualité de notre sommeil de manière significative. Ces différentes sections de notre exploration offrent des conseils pratiques pour aborder chaque cause spécifique, permettant ainsi de progresser vers des nuits de sommeil plus paisibles et plus réparatrices.

4.2 Développement d'une approche holistique pour améliorer le sommeil

Pour favoriser un sommeil de meilleure qualité et prévenir l'insomnie, il est essentiel d'adopter une approche holistique qui prend en compte l'ensemble de notre mode de vie, de nos habitudes et de notre environnement. Cette approche globale englobe les domaines de la santé physique, mentale et émotionnelle, ainsi que les habitudes de sommeil. Voici les principaux aspects d'une telle approche :

Hygiène du Sommeil Saine : Cultiver une hygiène du sommeil saine est la première étape. Cela inclut l'établissement de routines de sommeil régulières, la création d'un environnement propice au sommeil, la gestion de la consommation de stimulants et l'adoption de pratiques de relaxation pour calmer l'esprit avant de se coucher.

Gestion de la Santé Physique : Prendre soin de notre santé physique est essentiel. L'exercice régulier favorise un sommeil de meilleure qualité, tout comme une alimentation équilibrée. Éviter l'alcool, la caféine et d'autres substances perturbatrices en soirée peut également contribuer à une meilleure santé physique et à un meilleur sommeil.

Bien-Être Émotionnel et Mental : La gestion du bien-être émotionnel et mental est cruciale. Identifier et gérer le stress, l'anxiété, la dépression et d'autres émotions négatives peut réduire les perturbations du sommeil. Des approches telles que la méditation, la thérapie et la pleine conscience peuvent aider à cultiver un équilibre émotionnel.

Consultation Professionnelle : Si l'insomnie persiste malgré les efforts pour améliorer le sommeil, il est important de consulter un professionnel de la santé. Ils peuvent évaluer les problèmes sous-jacents, recommander des thérapies spécifiques et, si nécessaire, prescrire des traitements médicaux.

Une approche holistique pour améliorer le sommeil reconnaît que chaque aspect de notre vie peut avoir un impact sur la qualité de notre repos nocturne. En prenant en compte l'ensemble de ces domaines et en adoptant des pratiques et des habitudes positives, nous pouvons travailler à retrouver des nuits de sommeil réparateur, favorisant ainsi notre bien-être global.

4.3 Conseils supplémentaires pour favoriser le sommeil de qualité

En plus des approches globales mentionnées précédemment, voici quelques conseils supplémentaires pour favoriser un sommeil de meilleure qualité et améliorer votre bien-être général :

1. Évitez la Sieste Prolongée : Les siestes prolongées pendant la journée peuvent perturber votre horloge biologique interne. Si vous avez besoin de faire une sieste, optez pour des siestes courtes (20 à 30 minutes) pour éviter de compromettre votre sommeil nocturne.

2. Établissez une Routine Relaxante : Créez une routine relaxante avant le coucher pour signaler à votre corps qu'il est temps de se préparer au sommeil. Cela peut inclure des activités telles que la méditation, la lecture d'un livre apaisant ou la prise d'un bain chaud.

3. Limitez les Stimulants en Soirée : Évitez la consommation de caféine et d'alcool en soirée, car ils peuvent perturber le sommeil. Limitez également la consommation de repas lourds et épicés avant le coucher.

4. Gérez la Lumière : La lumière est un facteur important qui influence notre horloge biologique. Exposez-vous à la lumière naturelle pendant la journée et réduisez l'exposition à la lumière artificielle, en particulier la lumière bleue des écrans, avant le coucher.

5. Restez Actif : L'exercice régulier favorise un sommeil de meilleure qualité. Essayez de faire de l'exercice pendant la journée, mais évitez l'exercice intense juste avant de vous coucher.

6. Créez un Environnement de Sommeil Idéal : Assurez-vous que votre chambre est sombre, silencieuse et à une température confortable. Investissez dans un matelas et des oreillers de qualité pour améliorer le confort de votre lit.

7. Évitez la Technologie au Lit : Évitez d'utiliser des appareils électroniques, tels que les smartphones et les tablettes, au lit. La lumière et les activités stimulantes sur ces appareils peuvent perturber le sommeil.

8. Soyez Patient : L'amélioration du sommeil peut prendre du temps. Soyez patient avec vous-même et persévérez dans l'adoption de ces habitudes saines.

En suivant ces conseils supplémentaires et en les adaptant à vos besoins individuels, vous pouvez créer un environnement propice au sommeil et développer des habitudes qui favorisent un sommeil de meilleure qualité. En fin de compte, un sommeil réparateur contribue à votre bien-être général en vous aidant à vous sentir plus énergique, concentré et émotionnellement équilibré tout au long de la journée.

4.4 Conclusion : L'importance de prendre soin de son sommeil pour une meilleure santé globale

À travers cette exploration approfondie des différentes facettes du sommeil et des facteurs qui influencent sa qualité, une vérité fondamentale émerge : prendre soin de son sommeil est essentiel pour une meilleure santé globale. Le sommeil n'est pas seulement une période de repos physiologique, mais aussi un pilier clé de notre bien-être physique, mental et émotionnel.

Nous avons examiné les trois principales raisons de l'insomnie : la maladie, le manque de soins accordés au sommeil et le bien-être émotionnel et mental. Chacune de ces raisons interagit de manière complexe avec notre capacité à obtenir un sommeil de qualité, et il est important de les comprendre pour les gérer efficacement.

Nous avons également exploré des approches holistiques pour améliorer le sommeil, mettant en lumière l'importance de l'hygiène du sommeil, de la gestion de la santé physique, de la prise en charge du bien-être émotionnel et mental, ainsi que de la consultation professionnelle lorsque nécessaire.

Enfin, des conseils pratiques ont été présentés pour favoriser un sommeil de qualité, soulignant l'importance d'éviter les stimulants en soirée, de créer un environnement de sommeil propice et de développer des routines relaxantes.

Il est clair que le sommeil n'est pas un aspect isolé de notre vie, mais plutôt une partie intégrante de notre bien-être global. Prendre soin de son sommeil peut avoir des répercussions positives sur tous les aspects de notre vie quotidienne, de notre niveau d'énergie à notre humeur en passant par notre capacité à gérer le stress.

En investissant dans de bonnes habitudes de sommeil et en reconnaissant l'importance de cette ressource précieuse pour notre santé, nous pouvons tous travailler à améliorer notre bien-être global et à vivre une vie plus équilibrée, épanouissante et saine. Le sommeil est un acte d'amour envers soi-même, et il mérite notre attention et notre dévouement.

Conclusion

En conclusion de notre voyage à travers les méandres du sommeil, nous avons plongé dans l'univers complexe et captivant de la nuit, explorant les raisons profondes qui peuvent perturber nos rêves paisibles et nos nuits réparatrices. "Les Trois Raisons qui Vous Empêchent de Dormir" nous ont guidés à travers un paysage riche en connaissances, en réflexions et en conseils pratiques pour améliorer notre sommeil.

Nous avons découvert que trois principales raisons se dressent souvent sur notre chemin vers le repos nocturne : la maladie, le manque de soins accordés au sommeil et le bien-être émotionnel et mental. Chacune de ces raisons, bien que distincte, est tissée dans la trame complexe de notre expérience du sommeil. La maladie, qu'elle soit passagère ou chronique, peut perturber notre sommeil de manière profonde. Le manque de soins accordés au sommeil, sous forme d'hygiène du sommeil inadéquate, d'horaires irréguliers et d'autres mauvaises habitudes, peut être un saboteur silencieux de nos nuits. Le bien-être émotionnel et mental, avec ses émotions tourbillonnantes et ses pensées incessantes, peut parfois créer des tempêtes nocturnes qui nous empêchent de trouver le calme du sommeil.

Mais il n'est pas nécessaire de rester prisonnier de ces défis. Au contraire, ce livre vous a offert des outils, des stratégies et des connaissances pour reprendre le contrôle de votre sommeil et, par extension, de votre bien-être général.

Nous avons exploré des approches holistiques qui vous permettent de cultiver un sommeil de meilleure qualité en prenant en compte l'ensemble de votre mode de vie, de vos habitudes et de votre environnement. Vous avez appris à mettre en place une hygiène du sommeil saine, à gérer votre santé physique, à prendre soin de votre bien-être émotionnel et mental, et à consulter des professionnels lorsque cela est nécessaire.

De plus, des conseils pratiques ont été partagés pour vous aider à améliorer la qualité de votre sommeil dès aujourd'hui. Vous avez découvert comment éviter les pièges courants qui perturbent le sommeil, comment créer un environnement propice au repos et comment développer des routines relaxantes pour signaler à votre corps qu'il est temps de se préparer au sommeil.

En fin de compte, ce livre vous a invité à considérer le sommeil comme une précieuse ressource pour votre bien-être global. En prenant soin de votre sommeil, vous prenez soin de vous-même. Vous investissez dans votre santé physique, mentale et émotionnelle, et vous vous donnez les moyens de vivre une vie plus équilibrée, épanouissante et saine.

Le sommeil est une porte d'accès vers un monde de récupération, de régénération et de rêves. En l'embrassant et en travaillant à l'améliorer, vous déverrouillez les trésors qu'il peut offrir. Alors, que votre voyage vers un sommeil de meilleure qualité continue, rappelez-vous que chaque nuit est une nouvelle opportunité de vous ressourcer, de vous régénérer et de vous préparer à affronter un nouveau jour avec vitalité et clarté d'esprit.

Dormez bien, rêvez grand et vivez pleinement. Votre sommeil est le pilier qui soutient votre meilleure vie possible.

ANNEXE 1 : 20 conseils synthétiques pour bien dormir

Voici une liste d'astuces et de trucs pour favoriser un sommeil de meilleure qualité :

1. **Établissez une Routine de Sommeil Régulière :** Essayez de vous coucher et de vous réveiller à la même heure tous les jours, même le week-end. Cela aide à réguler votre horloge biologique.
2. **Créez un Environnement de Sommeil Confortable :** Assurez-vous que votre chambre est sombre, silencieuse et à une température confortable. Investissez dans un matelas et des oreillers de qualité.
3. **Limitez la Lumière Artificielle en Soirée :** Réduisez l'exposition à la lumière bleue des écrans d'ordinateur et de téléphone au moins une heure avant le coucher, car elle peut perturber la production de mélatonine, l'hormone du sommeil.
4. **Évitez les Repas Lourds en Soirée :** Évitez les repas copieux et épicés quelques heures avant de vous coucher. Un estomac plein peut perturber votre sommeil.

5. **Limitez la Consommation de Caféine et d'Alcool :** Évitez la caféine et l'alcool en soirée, car ils peuvent perturber le sommeil. Essayez de les consommer avec modération pendant la journée.

6. **Faites de l'Exercice Régulièrement :** L'exercice physique régulier peut améliorer la qualité du sommeil. Essayez de faire de l'exercice pendant la journée, mais évitez l'exercice intense avant le coucher.

7. **Adoptez une Routine Relaxante :** Créez une routine relaxante avant le coucher pour signaler à votre corps qu'il est temps de se préparer au sommeil. Cela peut inclure la méditation, la lecture d'un livre apaisant ou un bain chaud.

8. **Évitez les Siestes Prolongées :** Les siestes prolongées pendant la journée peuvent perturber votre horloge biologique. Si vous avez besoin de faire une sieste, optez pour des siestes courtes (20 à 30 minutes).

9. **Gérez le Stress :** La gestion du stress est essentielle. La méditation, la pleine conscience et la thérapie peuvent être des moyens efficaces pour réduire le stress.

10. **Consultez un Professionnel de la Santé :** Si l'insomnie persiste malgré vos efforts, consultez un professionnel de la santé pour

évaluer les problèmes sous-jacents et obtenir des recommandations spécifiques.

11. **Évitez de Regarder l'Heure :** Évitez de regarder l'heure pendant la nuit, car cela peut augmenter l'anxiété liée au sommeil. Éloignez les horloges de votre vue.

12. **Créez une Liste de Tâches :** Si vous avez des préoccupations ou des pensées qui vous empêchent de vous endormir, prenez quelques minutes pour les noter sur une liste de tâches pour le lendemain.

13. **Utilisez la Respiration Profonde :** La respiration profonde et lente peuvent vous aider à vous détendre avant le coucher. Pratiquez la respiration abdominale pour calmer votre système nerveux.

14. **Évitez les Liquides en Soirée :** Évitez de consommer des boissons en grande quantité en soirée pour minimiser les interruptions nocturnes pour aller aux toilettes.

15. **Créez une Atmosphère Apaisante :** Jouez de la musique relaxante, utilisez des huiles essentielles apaisantes comme la lavande ou créez une atmosphère apaisante dans votre chambre.

16. **Faites Attention à ce que Vous Mangez :** Certaines substances, comme la tyramine présente dans le fromage, peuvent perturber le

sommeil chez certaines personnes. Soyez attentif à votre propre tolérance alimentaire.

17. **Restez Actif Pendant la Journée :** L'exposition à la lumière naturelle et l'activité pendant la journée aident à réguler votre rythme circadien et à favoriser le sommeil la nuit.

18. **Évitez les Discussions Animées en Soirée :** Évitez les conversations ou les débats stimulants juste avant le coucher. Optez pour des discussions apaisantes.

19. **Évitez les Expositions aux Écrans la Nuit :** Évitez de consulter des écrans lumineux pendant la nuit si vous vous réveillez. Utilisez plutôt une veilleuse tamisée.

20. **Soyez Patient :** L'amélioration du sommeil peut prendre du temps. Soyez cohérent dans vos efforts pour créer des habitudes de sommeil saines.

Choisissez les astuces qui vous conviennent le mieux et adaptez-les à votre propre routine. Chacun est unique, donc ce qui fonctionne pour une personne peut ne pas fonctionner pour une autre. L'important est de trouver ce qui favorise un sommeil de meilleure qualité pour vous.

ANNEXE 2 : Exercices de relaxation et de méditation

Voici quelques exercices de relaxation et de méditation qui peuvent vous aider à améliorer votre sommeil :

Exercice de Respiration Profonde :

1. Asseyez-vous ou allongez-vous confortablement dans un endroit calme.
2. Fermez les yeux et concentrez-vous sur votre respiration.
3. Inspirez lentement par le nez en comptant jusqu'à quatre.
4. Retenez votre souffle pendant un bref instant.
5. Expirez lentement par la bouche en comptant jusqu'à six.
6. Répétez ce cycle de respiration profonde pendant quelques minutes, en vous concentrant sur chaque souffle.

Méditation de la Pleine Conscience pour le Sommeil :

1. Asseyez-vous confortablement ou allongez-vous dans votre lit.
2. Fermez les yeux et commencez à vous concentrer sur votre respiration. Remarquez le flux et le reflux de l'air dans vos narines.
3. Laissez vos pensées venir et partir sans vous attacher à elles. Imaginez-les comme des nuages qui passent dans le ciel.
4. Portez une attention particulière à chaque partie de votre corps, en relâchant les tensions à mesure que vous les identifiez.
5. Visualisez un endroit calme et apaisant, comme une plage ou une forêt. Imaginez-vous vous y promener mentalement.
6. Restez dans cet état de pleine conscience aussi longtemps que vous le souhaitez, en vous laissant doucement glisser dans le sommeil lorsque vous êtes prêt.

Exercice de Relaxation Musculaire Progressive :

1. Allongez-vous confortablement dans votre lit.

2. Commencez par vos pieds. Serrez vos orteils pendant quelques secondes, puis relâchez-les. Sentez la tension disparaître.
3. Remontez progressivement dans tout votre corps, en contractant puis relâchant chaque groupe musculaire, des pieds à la tête.
4. Prenez votre temps pour vous concentrer sur la sensation de détente à chaque étape.
5. Lorsque vous avez parcouru tout votre corps, respirez profondément et détendez-vous complètement.

Exercice de Visualisation pour le Sommeil :

1. Allongez-vous confortablement dans votre lit.
2. Fermez les yeux et imaginez-vous dans un endroit paisible et relaxant, comme une plage déserte ou une forêt tranquille.
3. Explorez mentalement cet endroit, en notant les détails, les sons, les odeurs et les sensations.
4. Laissez-vous immerger dans cette visualisation, en vous laissant emporter par le sentiment de calme et de sérénité.
5. Continuez à vous concentrer sur cette visualisation jusqu'à ce que le sommeil vous enveloppe naturellement.

Ces exercices de relaxation et de méditation peuvent vous aider à vous détendre mentalement et physiquement, favorisant ainsi un sommeil de meilleure qualité.

www.ingramcontent.com/pod-product-compliance
Lightning Source LLC
Chambersburg PA
CBHW071005260726
48661CB00007B/2804

9 798861 671422